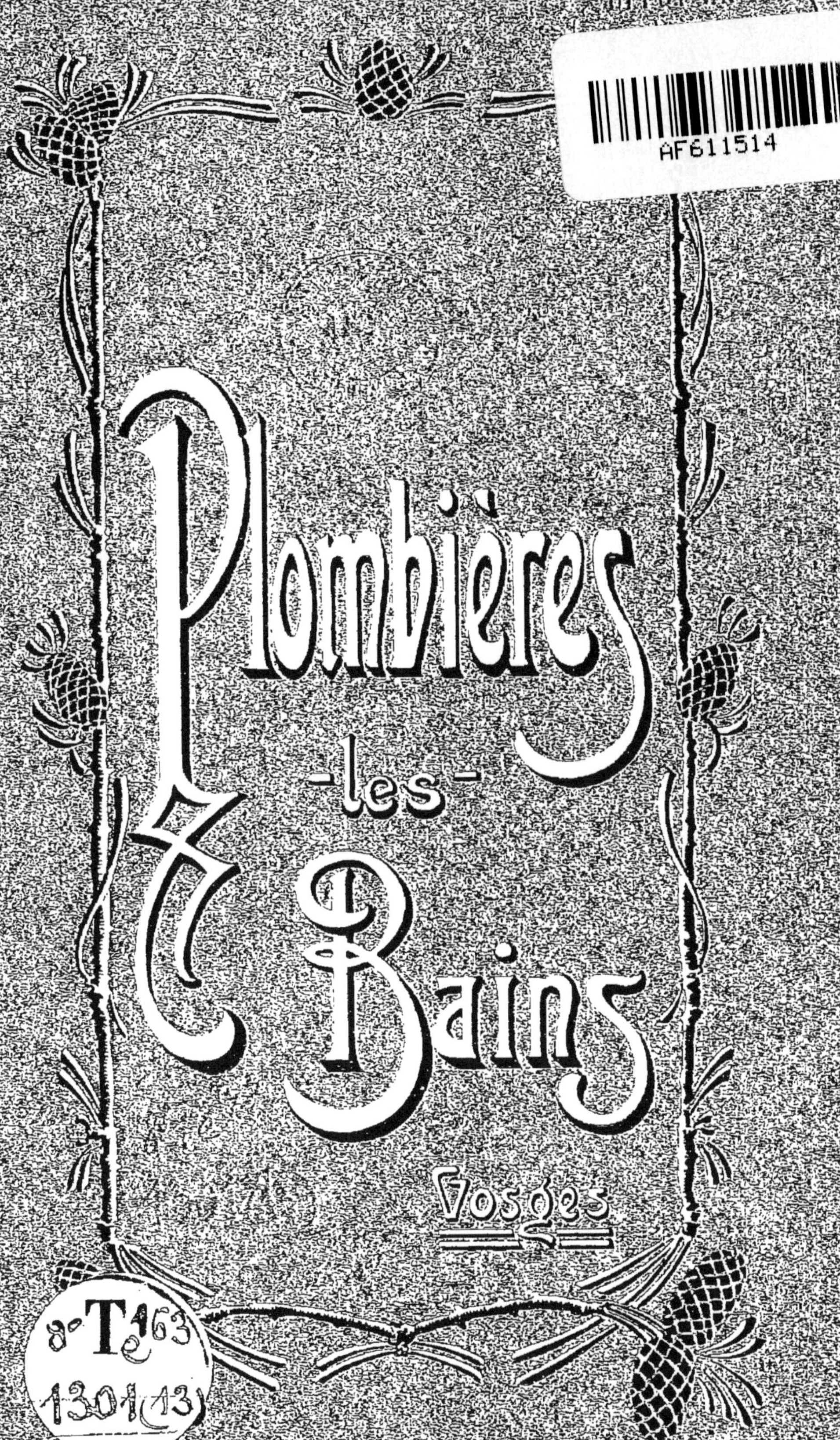
Plombières
-les-
Bains
Vosges

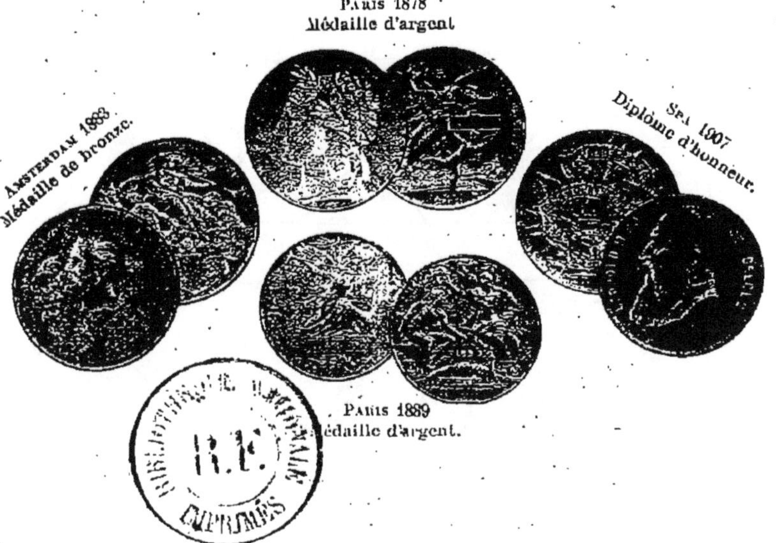

ÉTABLISSEMENTS THERMAUX

PLOMBIÈRES LES BAINS

VOSGES

SAISON DU 15 MAI
AU 30 SEPTEMBRE

POUR SE RENDRE A PLOMBIÈRES

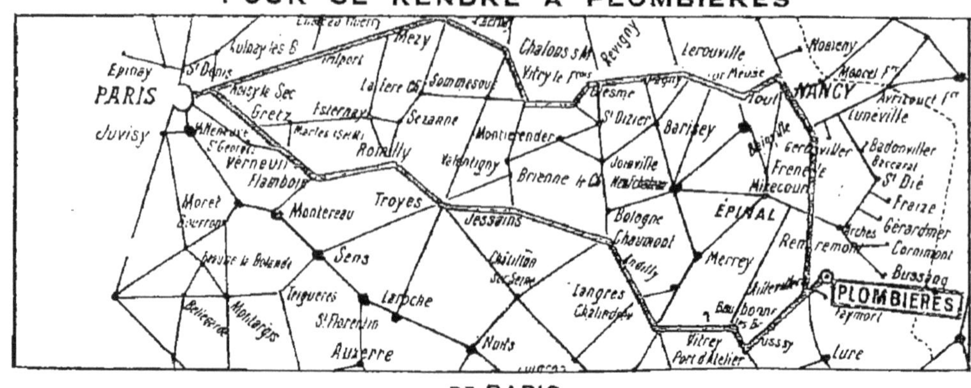

DE PARIS

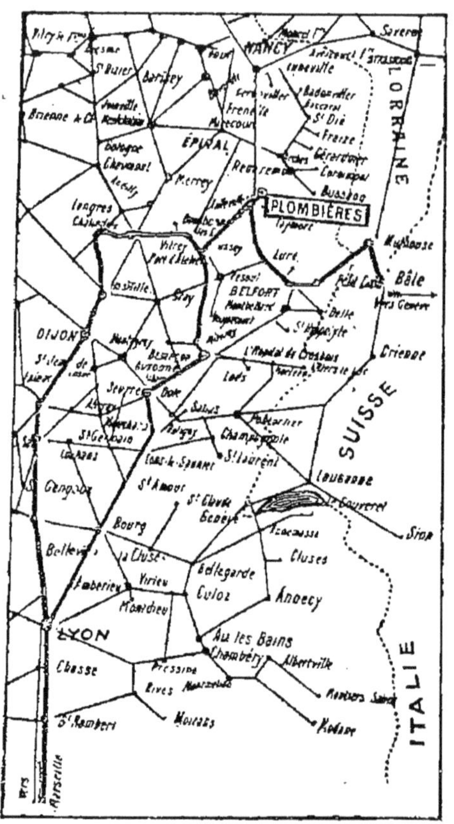

DU MIDI & DE LA SUISSE

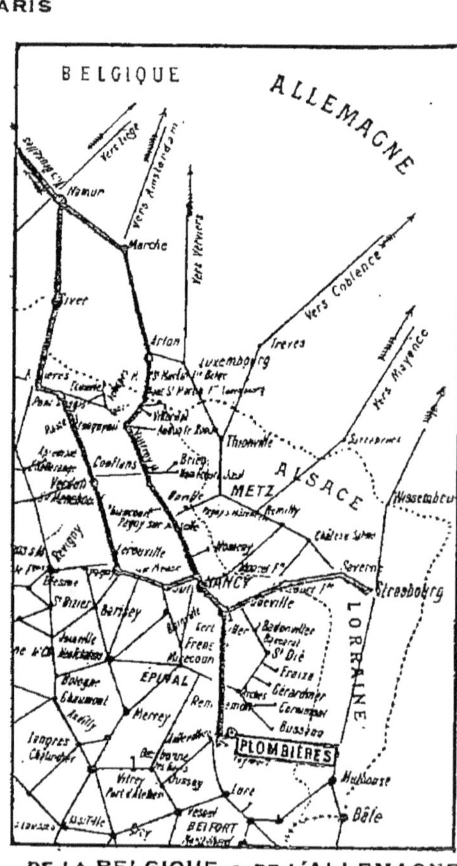

DE LA BELGIQUE & DE L'ALLEMAGNE

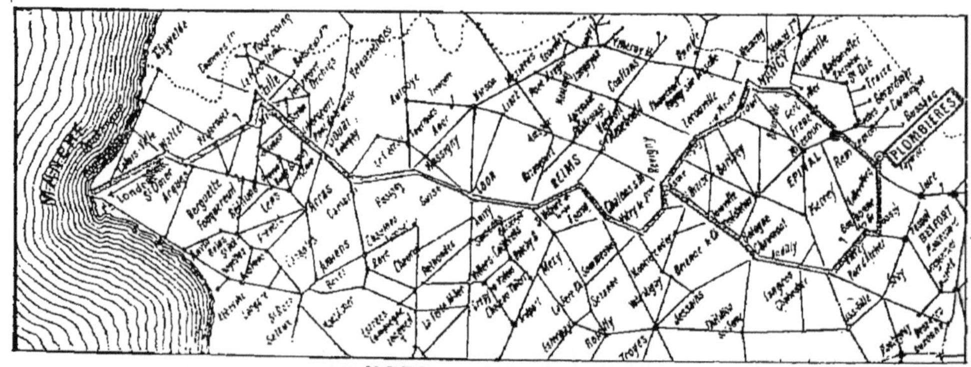

DU NORD & D'ANGLETERRE.

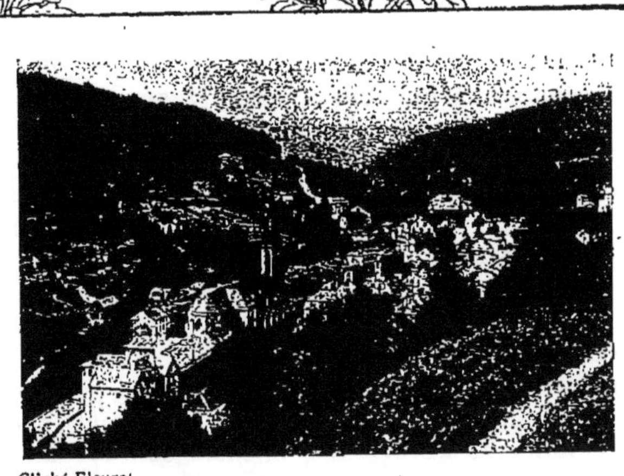

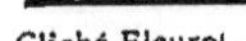

Cliché Fleurot.

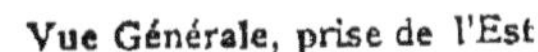

Vue Générale, prise de l'Est.

ÉTABLISSEMENTS THERMAUX DE PLOMBIÈRES-LES-BAINS

VOSGES

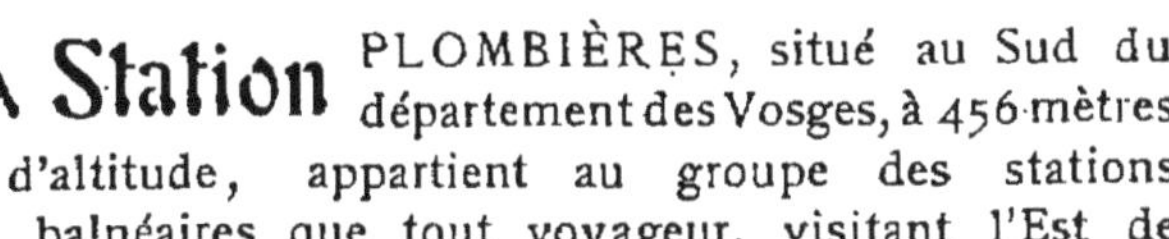

LA Station PLOMBIÈRES, situé au Sud du département des Vosges, à 456 mètres d'altitude, appartient au groupe des stations balnéaires que tout voyageur, visitant l'Est de la France, fait figurer sur l'itinéraire de ses excursions ou de ses séjours.

La beauté de son site, la pureté de l'air de ses montagnes, le charme de ses promenades variées, ses hôtels confortables, ses villas élégantes, ses nombreuses maisons meublées, ses divertissements, et surtout l'efficacité du traitement de ses bains, vingt fois séculaires, expliquent amplement la vogue toujours croissante de cette station.

Connu des Celtes, Plombières fut, avant notre ère, fréquenté par les Romains qui y pratiquèrent des travaux considérables, encore existants pour la plupart, et ayant contribué puissamment à la captation des sources principales.

De tout temps, de nombreux personnages de marque vinrent séjourner à Plombières, grâce à ses sources bienfaisantes. Outre les princes de Lorraine, parmi lesquels il faut citer Stanislas, roi de Pologne, qui se plut à l'embellir ; Montaigne, Mesdames, filles de Louis XV, Voltaire, Maupertuis, Beaumarchais, le duc de Richelieu, l'impératrice Joséphine, les reines d'Espagne et de Hollande, Mme la duchesse d'Orléans, et enfin l'empereur Napoléon III, à qui Plombières doit sa transformation, sont autant d'hôtes illustres dont le souvenir est conservé dans les chroniques locales.

Plombières est aujourd'hui une élégante petite ville de 2.000 habitants, à 14 kilomètres de Remiremont, assise dans la riante vallée de l'Eaugronne, orientée de l'Est à l'Ouest et dominée par des collines verdoyantes.

En dehors de tout ce qui constitue la ville d'eaux proprement dite, on remarque l'église, de construction moderne, d'un beau style gothique, avec sa flèche élancée ; la statue du peintre Louis Français, originaire de Plombières (1814-1897), le musée portant son nom et renfermant une intéressante collection de ses œuvres ; des établissements d'industrie métallurgique, des fabriques de broderies et d'objets en fer et acier polis, représentent d'anciennes spécialités du pays.

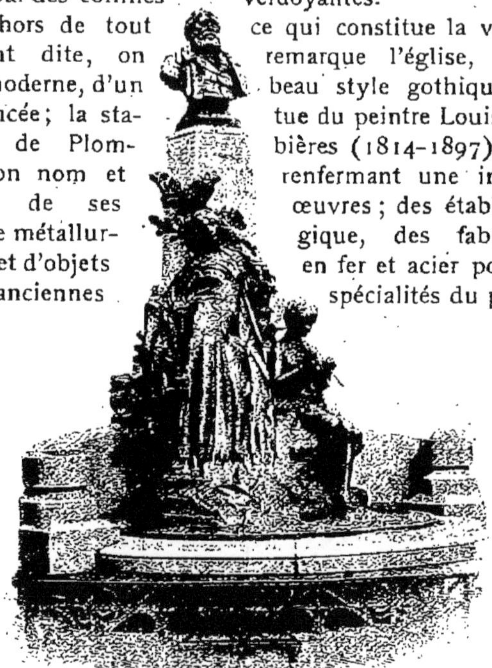

Cliche Bontems.

Statue du peintre Louis Français.

LES EAUX

Connues et fréquentées depuis la plus haute antiquité, les eaux de Plombières ont une composition chimique qui les fait ranger dans les eaux *alcalines, sulfatées, silicatées, sodiques et arsenicales.*

Elles sont peu minéralisées, d'une limpidité remarquable, inodores, insipides, onctueuses au toucher, éminemment sédatives et calmantes.

Leur pureté est exceptionnelle, elles sont naturellement stériles. En effet, l'analyse bactériologique faite par le Dr Miquel, chef du Service micrographique du Laboratoire de bactériologie de Paris, les classe dans les *eaux très pures*, exemptes de microbes.

D'autre part, M. Curie a démontré que les eaux de Plombières contenaient des émanations radio-actives, et qu'elles occupaient à cet égard le *premier rang* parmi toutes les eaux thermales françaises. (Mémoire à l'Académie des Sciences, 9 mai 1904).

Les travaux de M. Moureu, professeur à l'Ecole de Pharmacie de Paris, relatifs à la composition chimique des gaz des sources de Plombières, sont venus confirmer en tous points les résultats des travaux de M. Curie. (Mémoire à l'Académie des Sciences, 21 novembre 1904).

Plus récemment, dans une communication à l'Académie des Sciences (27 janvier 1908), M. Brochet, chef des travaux d'électro-chimie à l'École de Physique et de Chimie industrielle de Paris, a ajouté une nouvelle démonstration de la grande radio-activité des eaux de Plombières.

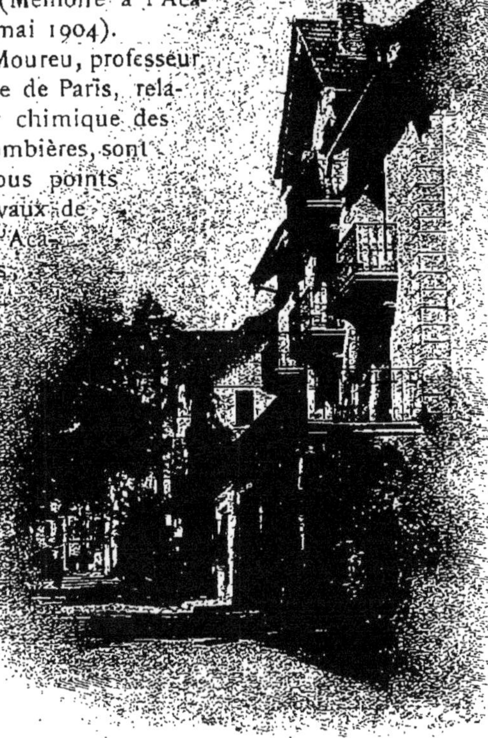
Cliché Aptel.

Villas de l'Avenue de Lorraine.

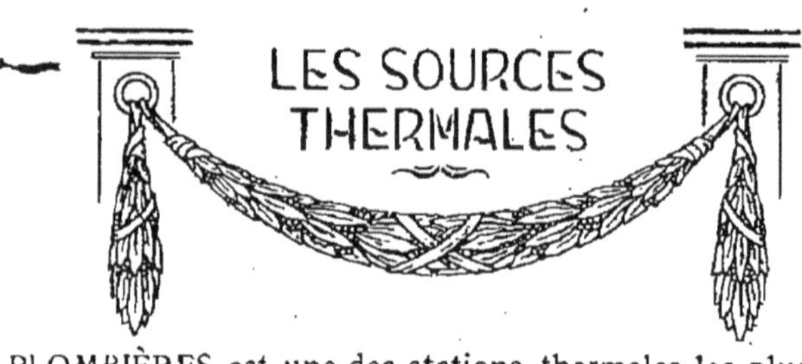

LES SOURCES THERMALES

PLOMBIÈRES est une des stations thermales les plus importantes par l'abondance, la température et l'efficacité de ses eaux.

En effet, il existe à Plombières vingt-sept sources chaudes, qui fournissent 750 mètres cubes par vingt-quatre heures, ce qui permet de suffire aux exigences du service à l'époque de la plus grande affluence des malades. La température varie de 12° à 74° centigrades.

De nombreux et importants travaux de substructions, opérés à diverses reprises, dans le courant du siècle dernier, ont révélé les précautions prises par les Romains, les créateurs de la station, pour empêcher les sources thermales de se mêler aux eaux de la rivière et aux sources froides descendant de la montagne.

La composition chimique des nombreuses sources de Plombières est sensiblement la même. Voici l'analyse des trois sources chaudes les plus connues :

	SOURCE DES DAMES	SOURCE DU CRUCIFIX	SOURCE SAVONNEUSE
Température	51°	47°	26°
Par litre.	centim. cubes	centim. cubes	centim. cubes
Oxygène	1 77	2 50	4 75
Azote	9 62	10 50	12 24
	grammes	grammes	grammes
Acide carbonique libre	0 g. 01267	0 g. 00825	0 g. 00309
Acide silicique	0 » 02731	0 » 00749	0 » 01589
Sulfate de soude	0 » 09274	0 » 10670	0 » 04685
— d'ammoniaque	0 » 00007		traces.
Arséniate de soude	traces sensibles		traces.
Silicate de soude	0 » 05788	0 » 10611	0 » 04289
— de lithine	traces.	traces	traces.
— d'alumine	traces.	traces	traces.
Bicarbonate de soude	0 » 01143	0 » 02092	0 » 00818
— de potasse	0 » 00133	0 » 00233	traces.
— de chaux	0 » 03868	0 » 03639	0 » 04451
— de magnésie	0 » 00270	traces	0 » 01253
Chlorure de sodium	0 » 00967	0 » 01004	0 » 00651
Fluorure de calcium	traces	traces	traces.
Oxyde de fer et manganèse	traces	traces	traces.
Matière organique azotée	indiquée.	indiquée.	indiquée.
	» 25448	» 29823	» 18045

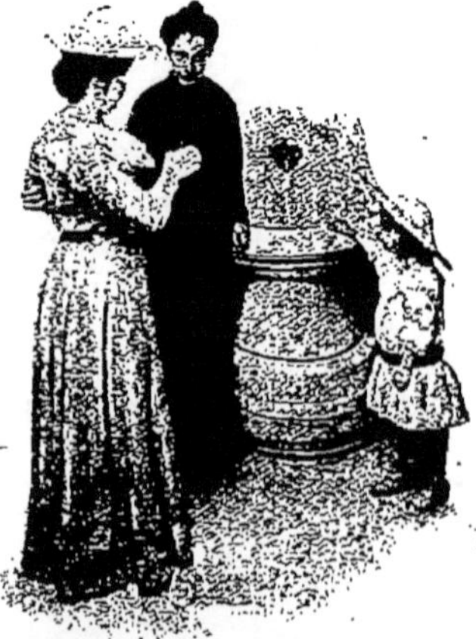

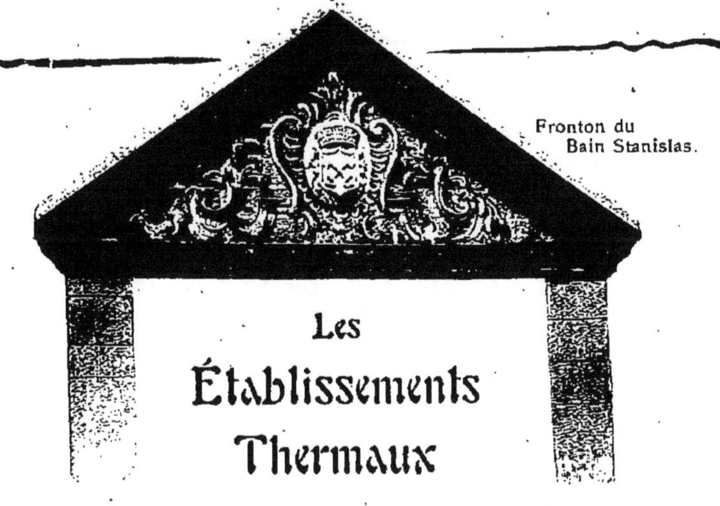

Fronton du Bain Stanislas.

Les Établissements Thermaux

Les établissements, sont au nombre de sept, répartis entrois classes, de tarifs différents :

1re classe : les Nouveaux-Thermes, le Bain Stanislas, le Bain Romain ;

2e classe : le Bain National, le Bain des Dames ;

3e classe : le Bain Tempéré, le Bain des Capucins.

Les Nouveaux-Thermes furent construits de 1857 à 1861, sous Napoléon III, pour suppléer à l'insuffisance des anciens bains et donner à la station thermale un développement en rapport avec son importance croissante.

Ils comprennent, réparties en deux étages, soixante-huit cabines de bains munies d'un appareil de douches Tivoli, des salles de douches écossaises, en pluie, obliques et douches-massages.

Toutes ces cabines s'ouvrent sur une vaste nef ornée de sculptures, longue de 55 mètres et haute de 11 mètres, formant une grandiose salle des Pas-Perdus et servant de promenoir chauffé les jours de pluie.

Deux passages couverts mettent cet établissement en communication avec les pavillons des Grands Hôtels, élevés aux deux extrémités.

Le Bain Stanislas, installé en 1882, dans l'ancien Hôtel des Dames Chanoinesses de Remiremont, comprend, au rez-de-chaussée,

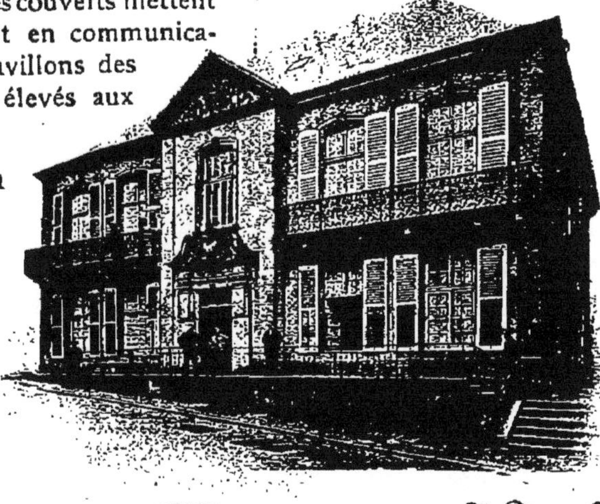

Le Bain Stanislas.

un salon d'attente, donnant accès aux salles de massage et de sudation, aux douches écossaises, aux douches-massages et aux Etuves Romaines auxquelles il est relié par deux passages souterrains.

Le premier étage se compose de cabines de bains précédées d'appareils de douches Tivoli.

Le Bain Romain a été construit en 1838, en édifice demi-souterrain, sur l'emplacement de la grande piscine romaine, à ciel ouvert, qui recevait le flot des sources thermales où pouvaient se baigner quatre cents à cinq cents personnes, et qui subsista jusque vers le xve siècle.

Il comprend une jolie salle dallée, en marbre des Vosges, autour de laquelle se rangent vingt-quatre cabines de bain, munies de douches Tivoli et précédées de vestiaires.

Cet établissement reste ouvert toute l'année.

Le Bain National s'élève à la place d'un ancien couvent de Capucins. Commencé sous le premier Empire, il a été terminé en 1822.

Ce vaste établis-

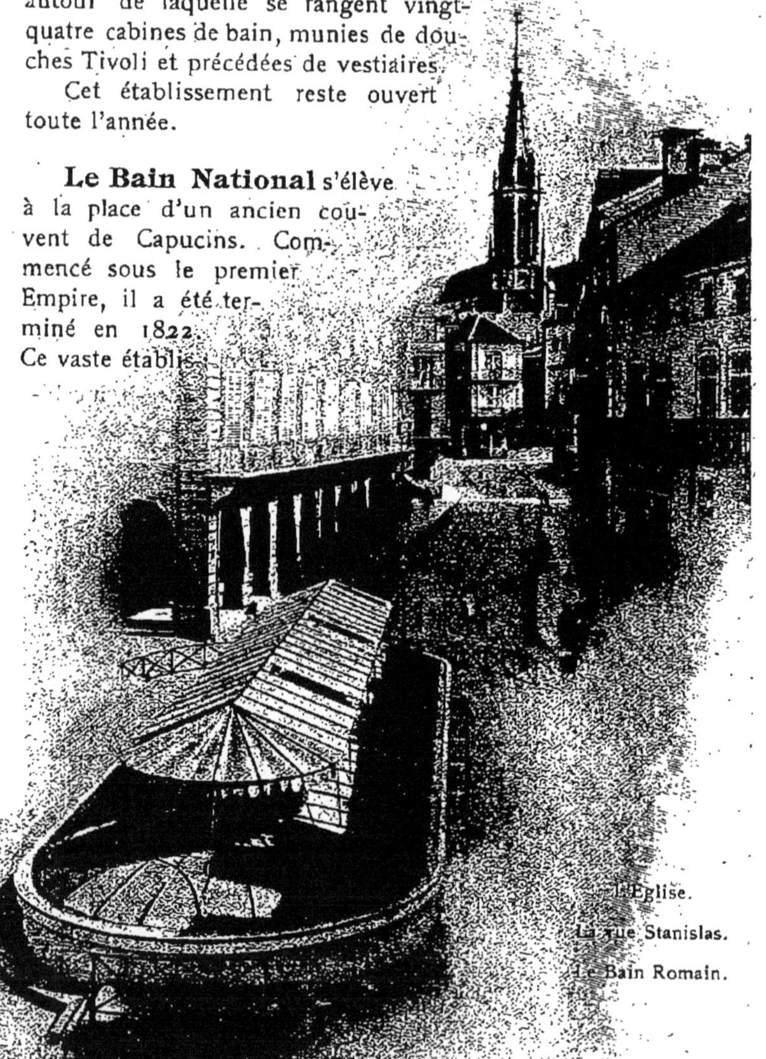

L'Eglise.

La rue Stanislas.

Le Bain Romain.

sement renferme, quatre piscines graduées, en marbre des Vosges, à l'usage des dames, quarante-quatre cabines de bain, des salles de douches écossaises et, en sous-sol, des étuves partielles.

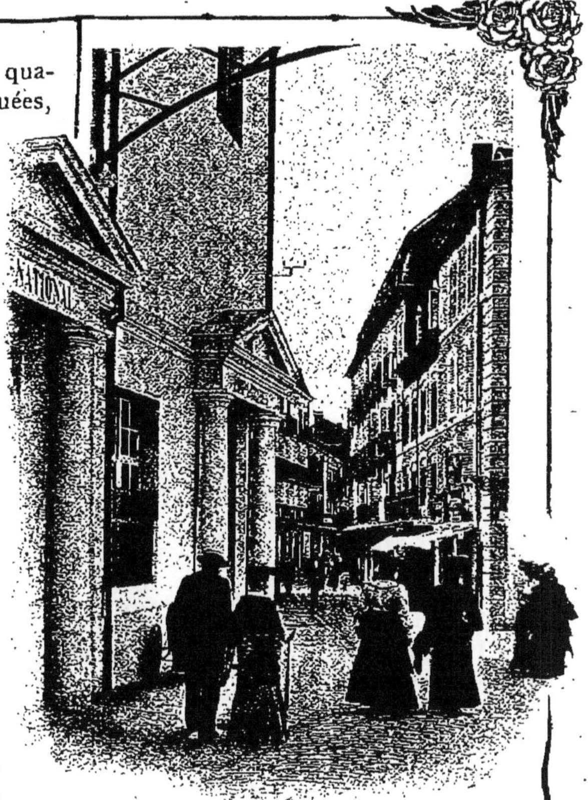

Le Bain National et la Rue Liétard.

Le Bain des Dames ancienne propriété des Dames du Chapitre de Remiremont, a été reconstruit en 1844 et comprend, au rez-de-chaussée, deux piscines et des appareils de traitement à l'usage des malades hospitalisés ; au premier étage, une belle salle, dallée en marbre, autour de laquelle s'ouvrent quatorze cabines de bain.

Le Bain Tempéré fut construit sur la demande de Mesdames de France, filles de Louis XV.

Il consiste en une salle dont la voûte est soutenue par douze gros piliers, au centre de laquelle se trouvent quatre piscines graduées, à l'usage des hommes, et dont une galerie supérieure dessert des cabines de bains et de douches.

Le Bain des Capucins, d'origine romaine, est une salle ogivale dans laquelle se trouve une piscine graduée, divisée en trois bassins. La source « des Capucins » qui émerge du fond même de la piscine, possède une vertu très appréciée des jeunes femmes stériles. Cet établissement communique avec le Bain Tempéré.

Les Établissements de Douches intestinales horizontales, de création récente, depuis que Plombières est devenu la station de choix pour le traitement de l'entérocolite muco-membraneuse, sont répartis en trois groupes, savoir :

Un établissement situé derrière les Nouveaux-Thermes, auxquels il est relié par une passerelle et renfermant vingt-huit cabines.

Un groupe de dix cabines installé au deuxième étage du bain Stanislas.

Un groupe de vingt-huit cabines, aux seconds étages, reliés par une passerelle, des Bains National et Tempéré.

Les Étuves Romaines, situées en sous-sol et communiquant avec le rez-de-chaussée du bain Stanislas, ne sont autre

Cliché Ad. Fleurot

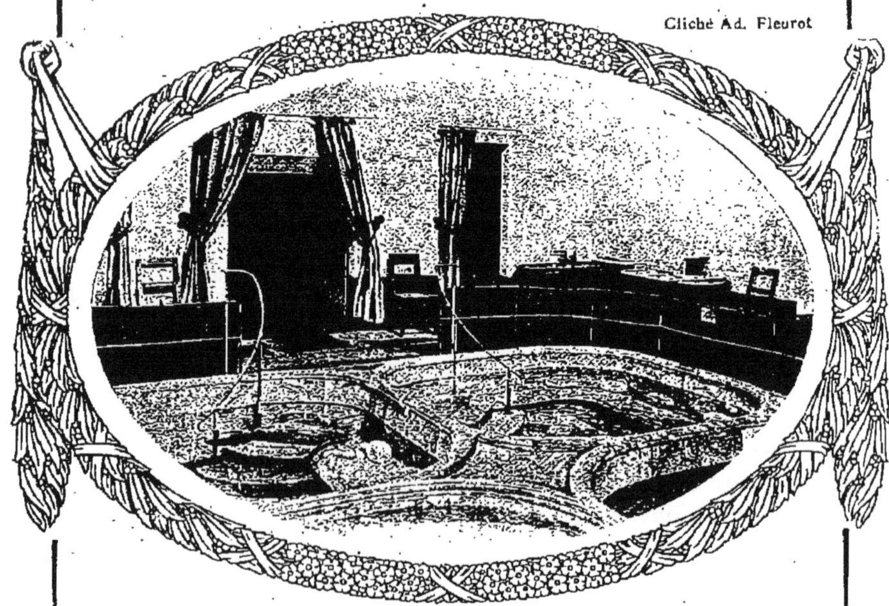

Les Piscines du Bain National.

chose que l'ancien bain de vapeur, ou vaporarium romain, retrouvé en 1857, et laissé dans sa disposition primitive.

Ces étuves, dont la vapeur est fournie par les sources qui émergent au milieu d'elles, constituent, par leur aménagement commode et leur haute température, une installation hors de pair ; elles justifient leur réputation d'efficacité merveilleuse.

La Salle d'Inhalations, installée au deuxième étage du Bain National, est très fréquentée par les arthritiques atteints de complications du côté des voies respiratoires. La pulvérisation s'y fait au moyen de l'appareil Wassmuth, système qui a remplacé, dans les stations d'Allemagne, les appareils antérieurs reconnus défectueux.

A Plombières, qui est la seule station thermale française pourvue de ces appareils, la médication a lieu à l'aide de

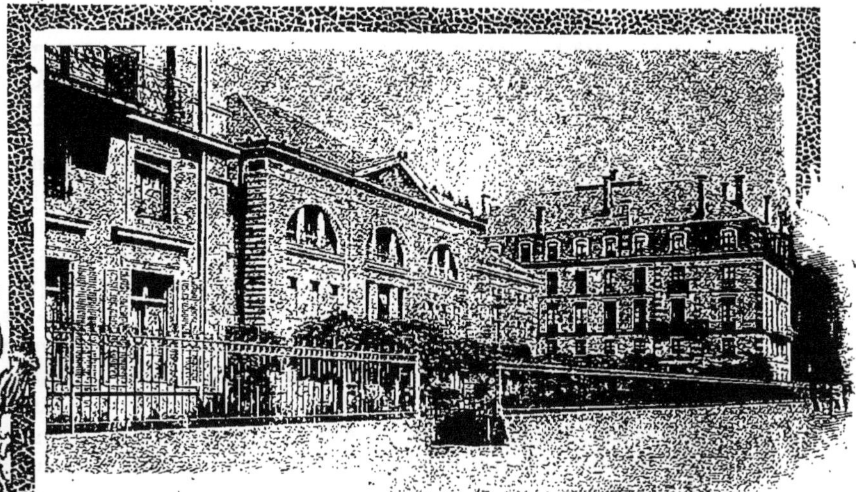

Cliché Fleurot.

Les Nouveaux-Thermes et les Grands Hôtels.

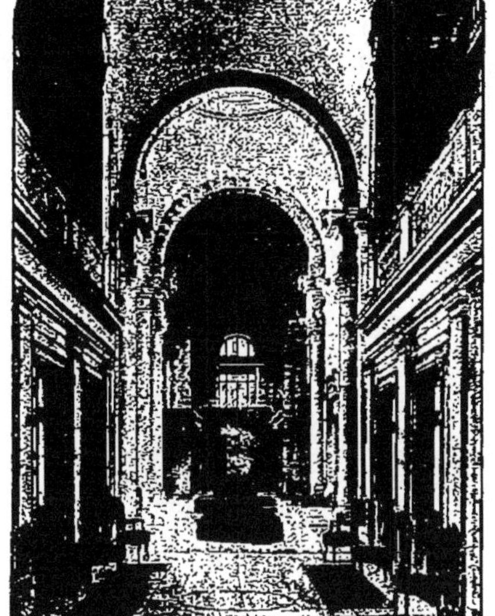

Cliché Weick.

Intérieur des Nouveaux-Thermes.

l'eau thermale de Plombières et de l'oléum-pini, provenant du sapin des Vosges.

Les Buvettes, pour l'eau des sources recommandées en boisson, sont installées savoir :

Celle de la Source des Dames, près du Bain Stanislas ;

Celle de la Source du Crucifix et celle de la Source Savonneuse, sous les arcades, rue Stanislas ;

Celle de la Source Bourdeille (ferrugineuse froide) au milieu de la Promenade des Dames ;

Celle de la Source Alliot (eau de régime froide) au sous-sol des Nouveaux-Thermes.

LE TRAITEMENT THERMAL A PLOMBIÈRES

Le traitement de Plombières consiste en bains, douches chaudes, dites douches Tivoli, douches écossaises, massages à sec ou sous la douche, bains de vapeur ou étuves, hydrothérapie, inhalations, boisson.

Le bain tiède constitue un des facteurs principaux du traitement général. Dans certaines affections intestinales on emploie fréquemment les eaux en douches internes spéciales, ou lavages intestinaux, appelés *douches horizontales*, pour lesquels Plombières possède aujourd'hui des installations spéciales munies des appareils les plus perfectionnés qui permettent l'administration de cette médication délicate avec toute la prudence et la sécurité qu'elle exige. Les résultats vraiment surprenants de ce traitement avec l'eau de Plombières sont la meilleure attestation de sa valeur.

A côté de cette catégorie de douches locales, il faut en signaler d'autres telles que douches périnéales, vaginales, et la douche sous-marine administrée dans le bain à une température plus élevée que celui-ci, qui est à Plombières d'un usage aussi répandu qu'efficace.

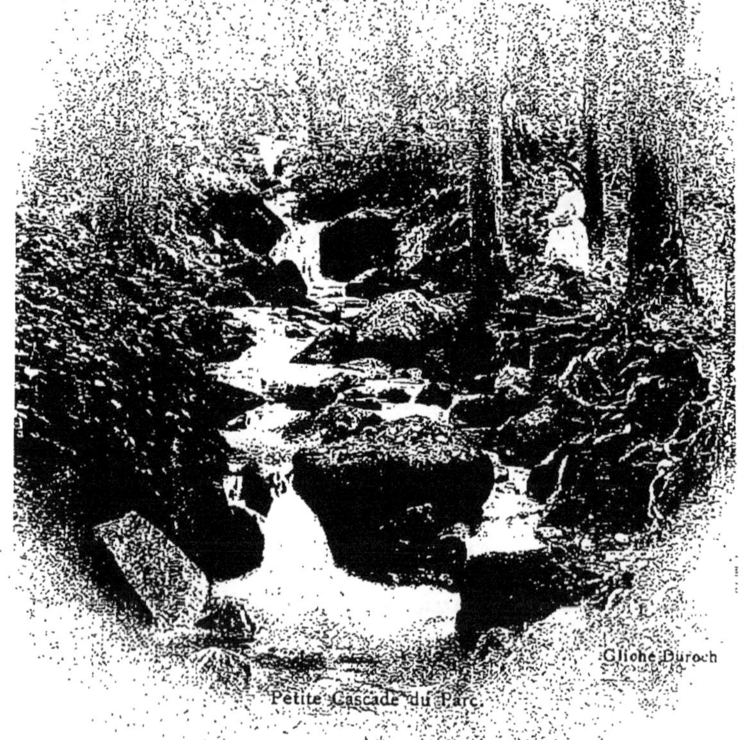

Cliché Duroch

Petite Cascade du Parc.

Tarifs des Bains et autres Traitements

	1re CLASSE Nouv.-Thermes Bain Stanislas Bain Romain	2e CLASSE Bain National Bain des Dames	3e CLASSE Bain Tempéré	Bain des Capucins
Bain en cabinet..........	2 30	1 80	1 20	» »
Bain en piscine et en baignoires autr des piscines.	» »	1 20	1 20	0 80
Douche Tivoli..........	1 50	1 30	1 10	0 80
Douche écossaise........	1 80	1 50	» »	0 80
Douche en cercle.........	2 05	» »	» »	» »
Douche ascendante assise.	1 05	0 60	0 40	» »
Douche Tivoli aux piscines	» »	1 10	» »	» »

Du 15 mai au 15 juin, et du 1er au 30 septembre, il est consenti des réductions sur les prix ci-dessus des 2e et 3e classes.

Douche intestinale horizontale. 1.50

ÉTUVES ROMAINES

Bain de vapeur avec douche. . . . . 2 »
— sans douche 1.50
Fréquentation du lit de repos par quart d'heure. 0.50
Autres exercices, non compris le massage. 0.50

ÉTUVE NATIONALE

Sans douche . . . . 1 »
Avec douche. 1.25
Fréquentation par séance du bain de vapeur au trou des Capucins. 2 »

LINGE SUPPLÉMENTAIRE

Le prix du bain comprend :
En 1re classe : 1 peignoir et 2 serviettes.
En 2e et 3e classes : 1 peignoir et 1 serviette.
Le prix de la douche intestinale horizontale comprend : 2 serviettes.
Le prix des autres opérations ne comprend point de linge. Le linge supplémentaire est fourni aux prix suivants :

Un peignoir 0.15
Une serviette 0.05
Un fond de bain. 0.20
Un drap de lit pour douche horizontale intestinale. 0.10

INHALATIONS

Abonnement de 10 séances d'une heure. . . . . 15 »
Abonnement de 5 séances d'une heure. . . . . 8 »
Pour faire une inhalation seule. . . . . 2 »

SERVICE DES PORTEURS

Aller et retour en ville. 0.50
Aller et retour aux Nouveaux-Thermes. 0.75
Aller et retour seul en ville. 0.40
Aller ou retour seul aux Nouveaux-Thermes. 0.50

PETITES VOITURES POUR MALADES

Course en ville de jour 0.50
Course en ville depuis les Grands-Hôtels. . . . . 1 »
Course de nuit — — . . . . 2 »
Course de nuit en ville . . . . 1 »
L'heure . . . . 2 »

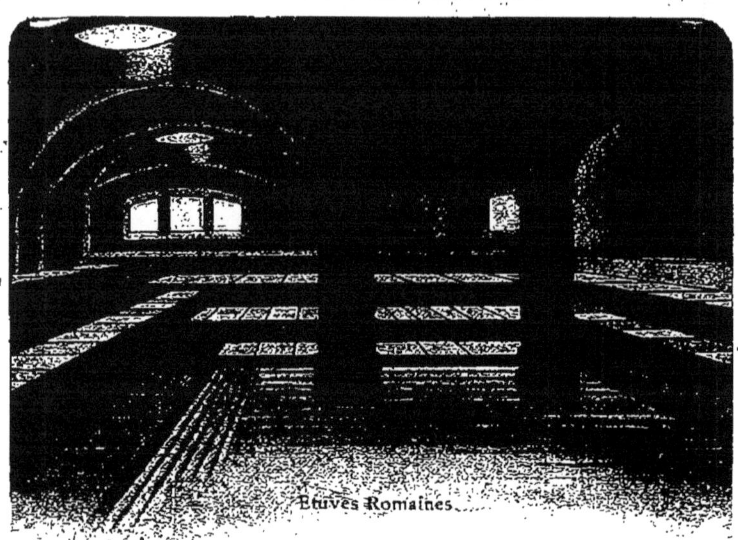

Étuves Romaines.

Indications des Eaux de Plombières

I. Affections du Tube digestif.

Entérites

Entéro-colite muco-membraneuse

PLOMBIÈRES s'est spécialisé depuis quelques années de ce côté, mais non au détriment du traitement des autres maladies.

Les cures, vraiment merveilleuses, qui y sont obtenues chaque année justifient le nombre des malades qui ont, dans ces cas, recours à ses eaux comme aussi les sacrifices énormes faits par la Compagnie Fermière pour permettre d'appliquer avec tous les perfectionnements et la sécurité désirables, le traitement qu'exige ces affections.

Diarrhée chronique

Depuis longtemps, les diarrhées chroniques et surtout les diarrhées des colonies sont soignées à Plombières. Aujourd'hui, les douches horizontales sont un élément de plus pour leur traitement, s'il y en a l'indication.

Appendicite

Cette affection si grave, si sujette à répétition, est une des maladies contre lesquelles Plombières agit le plus efficacement.

Depuis des années, les inflammations du cœcum, la *typhlite* et la *pérityphlite* ont été des maladies tributaires de Plombières

L'appendicite, autrefois confondue avec les autres affections du cœcum, bénéficie, comme elles, de l'action spécifique des eaux de Plombières sur les maladies de l'intestin.

Atonie Intestinale Accompagnée fréquemment de constipation, l'atonie intestinale est souvent traitée avec succès à Plombières, grâce à la médication traditionnelle employée contre les désordres intestinaux : bains, douches intestinales, massage de l'abdomen.

Gastralgie La gastralgie, qui est certainement, de toutes les névroses, la plus commune, présente autant de variétés qu'il y a de malades atteints.

Elle est caractérisée par tous les dérangements sensibles qui peuvent survenir dans les fonctions de l'estomac, par suite d'une altération quelconque dans la vitalité de cet organe.

Toutes ces perturbations trouveront à Plombières un soulagement réel, et souvent une guérison définitive.

Hyperchlorhydrie Cette affection accompagne fréquemment la dilatation de l'estomac. Les professeurs Germain Sée, Bouchard, Albert Robin en ont étudié les caractères et indiqué la thérapeutique.

Les eaux de Plombières se trouvent en tête des moyens employés pour combattre cette affection si fréquente et si douloureuse.

Dyspepsie nerveuse Dans ses multiples variétés, elle est toujours améliorée à Plombières par un traitement approprié à l'état général du sujet, qui, le plus souvent, est neurasthénique.

Dyspepsie flatulente à forme douloureuse Dans bien des cas, la gastralgie et la dyspepsie se montrent comme des phénomènes secondaires, au milieu d'un cortège de symptômes dûs à des affections diverses ; la santé générale décline, et comme les malades ne digèrent pas, ils s'affaiblissent chaque jour davantage.

Les eaux de Plombières, par leur action sédative, produisent ici les plus heureux effets en calmant la douleur, ce qui, d'après M. le professeur Axenfeld, est souvent le vrai moyen de faire digérer et assimiler, c'est-à-dire d'avoir raison de cet état de débilité générale.

Dilatation de l'estomac Cette affection, le plus souvent conséquence et terminaison d'un long état neurasthénique, est une des maladies qui relèvent de l'action des eaux de Plombières.

II. Affections du Foie

Les affections du foie ont été très anciennement traitées, avec succès, à Plombières.

L'engorgement chronique de cet organe, qui accompagne fréquemment les entérites et les entéro-colites, cède à l'action de ses eaux ; elles réussissent à merveille dans les hyperhémies hépathiques, et ce à tous les âges.

III. Affections rhumatismales et goutteuses

Rhumatismes Pour les rhumatisants, il n'y a aucun doute sur l'efficacité des eaux de Plombières ; une foule de cas d'amélioration notable, et même de guérison radicale, en témoignent surabondamment.

Avec les ressources dont dispose cette station : bains, *étuves générales ou partielles*, douches diverses, massages, et en particulier le *massage sous la douche*, dont les malades tirent grand avantage, on peut soigner à Plombières toutes les variétés de *rhumatisme chronique*.

Vue générale de Plombières.

Cliché Kastener.

Il est conseillé de ne pas prendre les eaux trop vite, après la crise aigüe.

Goutte La *goutte* devra se traiter loin des accidents aigus, plus encore que le rhumatisme ; sinon la récidive est à craindre. Les manifestations douloureuses de cette diathèse cèdent au traitement de Plombières, qui doit être dirigé avec la plus grande prudence, pour éviter que les douleurs se réveillent.

IV. Maladies des Femmes

Les affections qui se présentent le plus communément à Plombières, après les maladies des organes digestifs, sont celles de l'utérus et de ses annexes. Très fréquente est l'association de ces maladies.

Névralgies utérines Dans les *névralgies utérines*, caractérisées par tous les accidents hystériques ou hystériformes, alors surtout que les malades sont d'un tempérament nerveux, et que leur santé généralement appauvrie demande à être relevée, l'on peut compter sur l'efficacité du traitement de Plombières.

Cliché Desjacquot

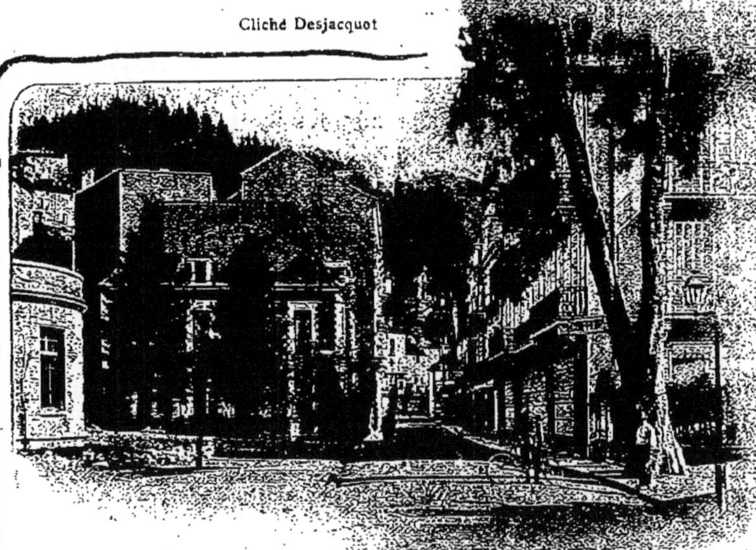

Entrée de la Rue Liétard.

Dans les *névralgies utérines* essentielles, et surtout dans celles qui se lient à la diathèse rhumatismale, on obtient des résultats tout à fait satisfaisants.

Leucorrhée Dans les *leucorrhées simples*, qui prennent leur source dans un tempérament lymphatique, le succès est certain. Quand la leucorrhée tient à une irritation catarrhale de la membrane muqueuse utérovaginale, le traitement doit être plus long et plus spécialisé; il faut agir directement sur les organes malades, en même temps que par les bains et les douches.

Métrites Dans les *métrites chroniques*, les *engorgements de l'utérus*, souvent liés à d'autres altérations du même organe, tels que : érosions ou ulcérations du col, catarrhe, etc., les eaux de Plombières exercent une salutaire influence, grâce à leurs propriétés résolutives et sédatives.

Lymphatisme Le lymphatisme, qui rend les engorgements plus tenaces, et l'herpétisme qui provoque un état catarrhal plus difficile à combattre, indiquent les eaux de Plombières.

Troubles de la menstruation *Les troubles de la menstruation*, tels que l'aménorrhée ou la dysménorrhée de l'âge de la puberté, ou celle qui affecte les personnes d'un âge plus avancé, ou bien encore les troubles de l'époque de la ménopause, sont combattus, le plus souvent avec un grand succès, par les eaux de Plombières.

Stérilité des femmes Les eaux de Plombières jouissent, depuis les temps les plus reculés, d'une réputation méritée dans le traitement de la stérilité, surtout dans les cas d'atrésie du col.

V. Maladies du système nerveux

En général, les affections nerveuses qui dépendent du principe rhumatismal, sont victorieusement combattues par les eaux de Plombières.

Névralgies C'est surtout lorsque le malade est atteint de névralgies de l'estomac ou de l'intestin, et qu'il se trouve sous l'influence de la diathèse rhumatismale que le traitement thermal a les plus heureux effets.

Sciatiques Une des névralgies qui amène le plus de malades à Plombières, c'est la *sciatique* ; celle qui est sous la dépendance de la diathèse arthritique cède ordinairement assez vite aux moyens dont on dispose à Plombières.

Paralysie et Paraplégie Les eaux de Plombières agissent d'une manière efficace dans un certain nombre de cas de paralysie.

Les paraplégies d'origine rhumatismale sont très heureusement modifiées par le traitement thermal.

Dans les paraplégies névropathiques, c'est au bain formellement sédatif qu'on doit recourir pour les accidents caractéristiques de névrose essentielle.

Neurasthénie La neurasthénie, qui est devenue si fréquente de nos jours, trouve dans les propriétés sédatives et calmantes des eaux de Plombières un moyen thérapeutique de premier ordre.

Elle est souvent liée aux troubles digestifs et aux troubles utérins, ce qui explique les heureux résultats obtenus à Plombières dans la neurasthénie, dans les maladies gastro-intestinales et dans les maladies des femmes.

VI. Maladies de la Peau

On traite à Plombières un certain nombre de malades atteints d'affections de la peau.

Le Dr Bazin place en premier lieu, comme étant tributaires des eaux de Plombières, les manifestations cutanées de l'herpétisme.

Des résultats heureux, très marqués, ont été constatés chez des personnes venues à Plombières pour des phlegmasies chroniques du tube digestif.

VII. Maladies des voies respiratoires

Sédatives et calmantes en même temps qu'arsenicales, les eaux de Plombières exercent leur action bienfaisante dans les affections arthritiques des voies respiratoires, rhinopharyngites, laryngites, asthme, bronchites chroniques.

Les malades dirigés sur Plombières ont en outre l'avantage d'échapper à la promiscuité des tuberculeux.

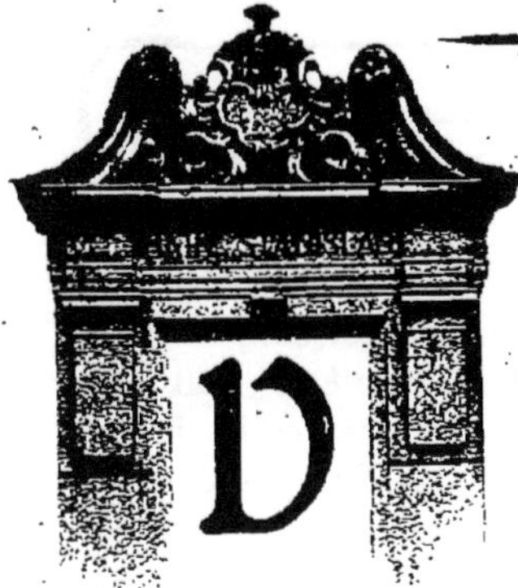

Eaux Thermales prises en Boisson

De tous temps, l'usage de l'eau thermale de Plombières a été préconisée comme très efficace dans un certain nombre d'affections.

Berthemin, médecin du duc Henri II de Lorraine, rapporte qu'elle était recommandée contre « les douleurs d'estomac, la gravelle, « les obstructions des veines mesaraïques, les maladies du foye, « l'hydropisie, la jaunisse, la ratelle, la mélancholie, les pasles « couleurs » et raconte comment le duc Henri II de Lorraine guérit d'une maladie d'estomac en buvant de cette eau en grande quantité.

Et, en effet, dans la gastralgie et dans certaines dyspepsies, l'eau thermale améliore vite l'état du malade : l'appétit est excité, la digestion favorisée, et l'intestin lui-même en subit l'influence par le réveil de sa contractilité et de sa puissance d'absorption.

Les propriétés que l'on a reconnues aux eaux de Plombières, à une époque plus récente, leur **pureté**, leur **grande radioactivité**, en ont considérablement développé l'emploi en boisson. Aussi celui-ci constitue-t-il aujourd'hui un élément du traitement qu'il importe de ne pas négliger.

Les eaux chaudes des **Sources des Dames, du Crucifix** et **Savonneuse** sont, suivant les cas, prescrites aux malades pendant leur cure pour être consommées en dehors des repas.

L'eau minérale froide de la **Source Alliot** est recommandée à l'exclusion de toute autre, aux repas, non seulement pendant la cure à Plombières, mais encore à domicile.

D'une **pureté bactériologique absolue**, d'une **limpidité remarquable, très légère, très agréable au goût,** ne décolorant pas le vin, elle constitue vraiment l'*eau de régime par excellence.*

La **légèreté de sa minéralisation** lui donne ces qualités **de digestibilité parfaite** et de **diffusibilité sans égale** qui la caractérisent. Son **élimination** facile la rend apte à laver le rein et à entraîner tous les déchets nuisibles de l'organisme, d'où son utilité dans les affections de nature arthritique : rhumatisme, goutte, gravelle, etc.

Non gazeuse, elle ne fatigue pas l'estomac.

Cliché A. F.

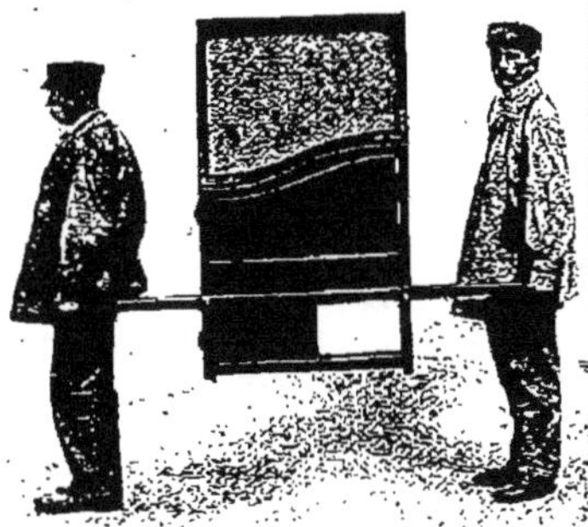

Chaise à porteurs.

EXPORTATION DES EAUX MINÉRALES DE PLOMBIÈRES

Si les eaux thermales de Plombières, prises en boisson, ont une action très importante dans la cure faite à Plombières, leur usage à domicile prépare ou complète très efficacement celle-ci.

On emploie également chez soi les eaux des Sources des Dames, Savonneuse et du Crucifix, pour les lavages intestinaux, les lavages de l'estomac, irrigations, bains de siège contre les hémorroïdes.

Chauffées au bain-marie ou froides elles ont les mêmes propriétés qu'à la source.

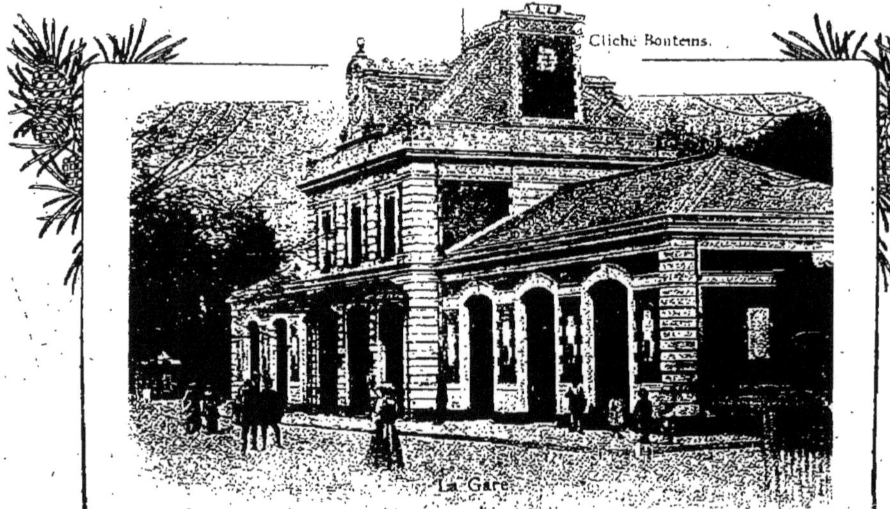
Cliché Bouteins.
La Gare

Quant à *l'eau de régime* de la Source Alliot, sa consommation se généralise de plus en plus.

Ses qualités la désignent en effet à toutes les personnes désireuses à la fois de boire une eau légère, d'une action calmante incontestée sur tout l'appareil digestif et une eau parfaitement pure incapable, comme tant d'autres, d'être le véhicule de germes nuisibles à la santé. Son emploi en temps d'épidémies est tout indiqué.

Toutes les eaux de Plombières sont inaltérables par le transport et se conservent parfaitement. Elles sont mises en récipients, bouteilles ou bonbonnes, préalablement stérilisés.

Les bouteilles d'eau de la Source Alliot sont bouchées avec la capsule « *Phénix inviolable* », qui assure la parfaite conservation de l'eau, met le consommateur à l'abri de la fraude et lui procure un débouchage commode, sans le concours d'aucun outil.

TARIF DU PRIX DES EAUX

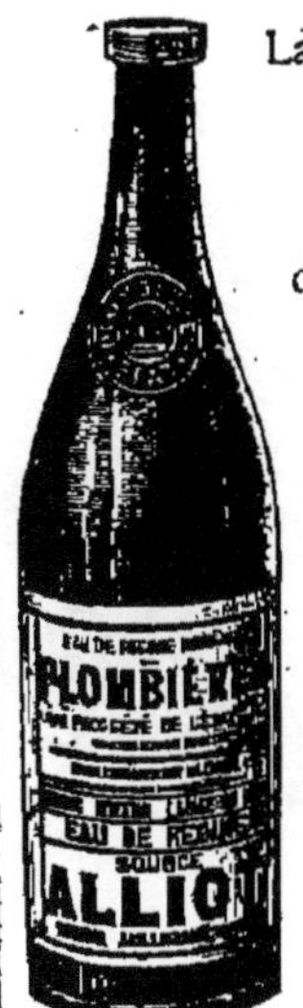

La caisse de 50 bouteilles........ 30 fr.
— 25 — .... 15 »

Prise en gare de Plombières.

En bonbonnes, pour l'usage externe (bonbonnes de 25 et 50 litres) :

Le litre (bonbonne comprise)..... 0 fr. 35

Bonbonne prise en gare de Plombières.

Les expéditions se font contre l'envoi d'un mandat-carte, d'un mandat-poste, ou d'un chèque, ou contre remboursement.

Adresser les demandes d'eau :

Pour la France et tous pays : soit à M. A. Fournier, 10, rue de Jouvence, Dijon (Côte-d'Or) ; soit à la Compagnie des Thermes, à Plombières.

Dépôt à Paris : Maison Henri Broise, 31, boulevard des Italiens.

Dépôt dans les principales villes de France et de l'Étranger.

La buvette d'eaux minérales des **Thermes Urbains, 15, rue de Châteaubriand, Paris,** est également ouverte, en dehors de la saison thermale, à la consommation des eaux de Plombières.

PRODUITS SPÉCIAUX des EAUX THERMALES

Ces produits consistant en : Bain naturel de Plombières concentré — Pastilles digestives aux sels de Plombières — Réglisse pectorale et digestive aux sels de Plombières — Sucre d'orge de Plombières — sont également en vente aux adresses indiquées ci-dessus, ainsi que chez MM. Rehn et Janot, pharmaciens à Plombières.

APPAREILS SPÉCIAUX

Pour l'emploi des Eaux de Plombières.

Bocks portatifs à pression constante, modèle breveté de la Compagnie des Thermes de Plombières. — En vente : à l'Établissement thermal, à la pharmacie Rehn et Janot, à Plombières, ou chez M. Albert Dillemann, 26, rue de Chabrol, à Paris.

Canules de Plombières, pour les lavages intestinaux, dites "Entéro-Balnéa", modèle déposé. — En vente : à l'Établissement thermal, à la pharmacie Rehn et Janot, à Plombières, ou à la maison Delamotte (Plisson, successeur), 68, rue Jean-Jacques-Rousseau, Paris (Ier arrondissement).

Tubes spéciaux à fermeture hermétique, pour la conservation des canules. — En vente : à l'Établissement thermal et chez MM. Rehn et Janot, pharmaciens à Plombières.

(Ces tubes sont également mis en location à l'Établissement thermal).

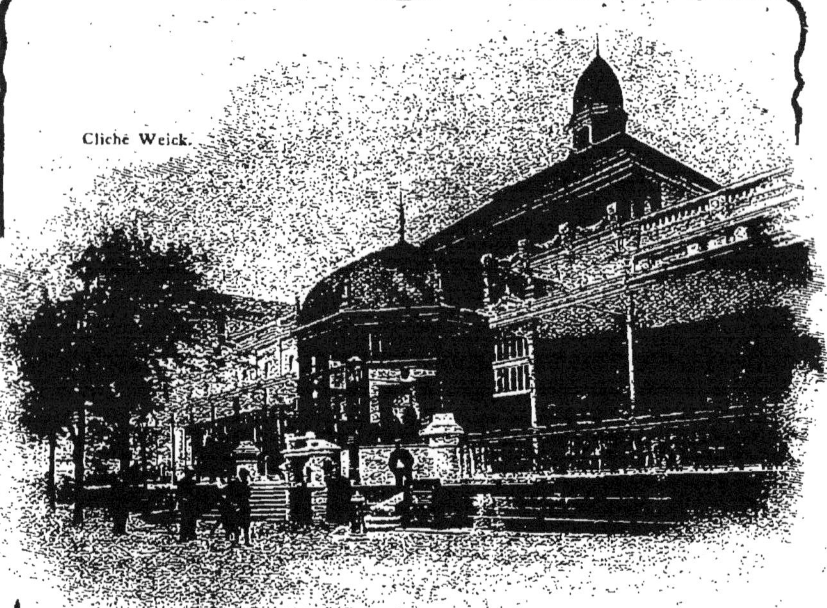

Le Casino.

Casino de Plombières

Ouvert du 1er Juin au 15 Septembre

Direction : MM. VAILLANT et LIGNEY

Au premier rang des nombreuses distractions qu'offre le séjour à Plombières, figure le Casino. Ce luxueux et vaste édifice, de style Louis XV, reconstruit en 1905, est situé sur la Petite Promenade qui sépare la ville des Nouveaux-Thermes et des Grands Hôtels.

Il comprend un vaste hall central à proximité duquel se trouve le kiosque à musique, placé de manière à permettre l'audition des concerts de l'extérieur, par le beau temps. D'un côté de ce hall se trouve la salle du théâtre (400 places) ; l'autre côté comprend les salons de lecture, de conversation, les salles de café et de jeux et un cercle ouvert aux étrangers.

Une grande terrasse, couverte, règne sur toute la façade de l'édifice qui ne mesure pas moins de cent mètres de longueur.

Un orchestre de vingt-cinq musiciens donne, du 1er juin au 15 septembre, chaque jour, au kiosque du Casino, trois concerts, à midi et demi, à quatre heures et le soir à huit heures. Ce dernier concert est supprimé les jours de représentation théâtrale.

Au théâtre ont lieu, chaque semaine, quatre représentations d'opéra, opéra-comique, opérette, comédie, etc., du 15 juin au 1er septembre.

Tous les mercredis, durant la saison, un concert classique de musique ancienne et moderne, et tous les dimanches, un grand concert vocal et instrumental sont offerts aux amateurs de bonne musique.[1]

GUIGNOL ET JEUX D'ENFANTS

TIR DE SALON À LA PETITE PROMENADE

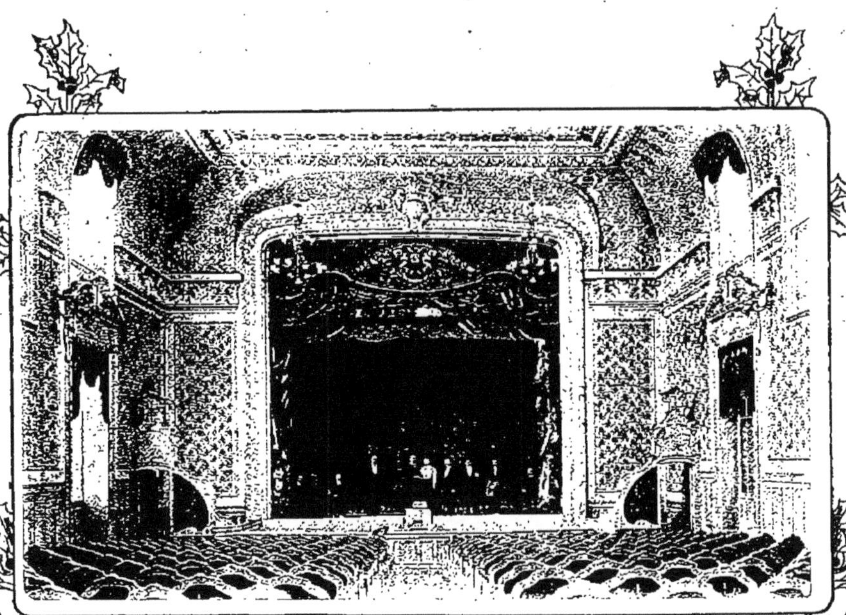

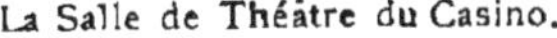

La Salle de Théâtre du Casino.

Cliché Duroch.

Tarif des Abonnements

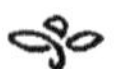

Casino et Théâtre (Y compris l'entrée aux salles réservées de la succursale du Parc).

Abonnement p^r une personne	40 fr.	½ abonnement	50 fr.
½ abonnement	25 fr.	Mari, femme et 2 enfants	90 fr.
Mari et femme	60 fr.	Au-dessus de 2 enfants, par enf.	10 fr.
½ abonnement	40 fr.	½ abonnement	60 fr.
Mari, femme et 1 enfant	75 fr.	Abonnement militaire	50 fr.

Casino sans Théâtre (Y compris l'entrée aux salles réservées de la succursale du Parc).

Une personne	12 fr.	Mari, femme et 1 enfant	30 fr.
½ abonnement	8 fr.	½ abonnement	20 fr.
Deux personnes	24 fr.	Mari, femme et 2 enfants	40 fr.
½ abonnement	16 fr.	Au-dessus de 2 enfants, par enf.	5 fr

Théâtre (Y compris l'entrée au Casino et aux salles réservées de la succursale du Parc pour la journée).

Première : 5 fr. — Seconde : 3 fr. — Tribune : 1 fr. 50

Chaises au Parc et à la Petite Promenade.

Une chaise : 0 fr. 10 — Une demi-saison : 1 fr. — Une saison : 2 fr.

Prix réduits pour abonnements de famille et touristes en groupes, donnant droit au Casino et aux salles réservées de la succursale du Parc.

Consulter le tarif à l'entrée du Casino.

Cliché Baret

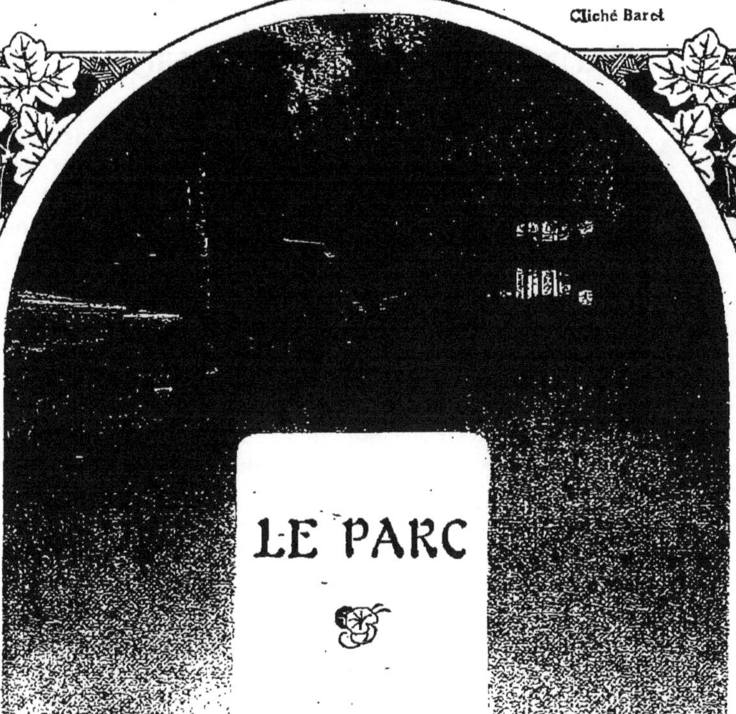

LE PARC

A la sortie de la gare, à l'Ouest de la ville, proche des Nouveaux-Thermes, s'étend le Parc de Plombières, joli jardin anglais sillonné d'allées ombreuses et couvert d'une végétation verdoyante.

Un ruisseau y alimente une pièce d'eau où l'on peut pêcher à la ligne.

(*Ticket de pêche :* par séance, 1 franc; abonnement pour une saison, 8 francs.)

La fréquentation de plus en plus grande du Parc par les étrangers a conduit à y installer une *Succursale du Casino*. Celle-ci comprend un chalet-laiterie, ainsi qu'une grande salle de consommations et de jeux.

A proximité de ces constructions s'élève un kiosque à musique où sont donnés, pendant les fortes chaleurs, une partie des concerts de la journée.

Des jeux de lawn-tennis et autres complètent l'ensemble de cette organisation des divertissements du Parc, qui constitue un des agréments les plus appréciés de la Station.

PROMENADES & EXCURSIONS

Le pays de Plombières et ses environs étant assez accidentés, les promenades y sont nombreuses et variées ; le point de vue change à tout instant, restreint ou étendu. Partout une luxuriante verdure, de fraîches prairies et des forêts superbes, où le hêtre et le sapin tiennent la plus large place.

Nous ne ferons qu'indiquer sommairement les principales promenades et excursions, renvoyant le lecteur, pour détails plus complets, aux publications spéciales et en particulier au *Guide* édité par le Syndicat d'intérêt local de Plombières.

Les promenades sont jalonnées dans les différentes directions ; des plaques avec inscriptions permettent aux promeneurs de se diriger et de s'orienter.

Dans les environs immédiats de la ville, citons :

LA PETITE PROMENADE, reliant la ville aux Nouveaux-Thermes, plantée de frênes à haute futaie et bordée d'un côté par le Casino.

LA PROMENADE DES DAMES, créée par le bon roi Stanislas, duc de Lorraine, en l'honneur de ses petites-filles, Mesdames de France, filles de Louis XV, et formant à la sortie de la ville, du côté de Remiremont, une splendide avenue de tilleuls séculaires.

LA ROUTE DE LUXEUIL, que l'on a surnommée *le Boulevard de Plombières*, et que des sentiers agréables, tracés dans la pente de verdure qui les sépare, met en communication avec l'Avenue de la Gare et le Parc.

LA VIERGE ET LA CHAPELLE DÉDIÉE A SAINT JOSEPH, qui dominent Plombières, où l'on accède par la *route d'Epinal* et d'où l'on embrasse la ville.

Cliché Kastener.

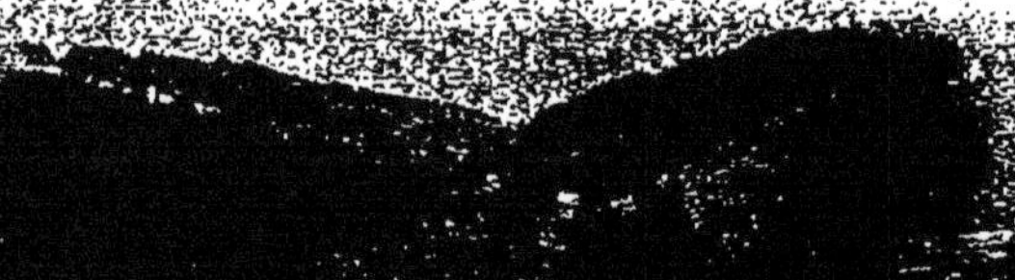

Les Moraines du Parc.

Le Parc, avec ses allées sinueuses, sa belle végétation, sa pièce d'eau, ses autres distractions dont il a été parlé plus haut, sa curieuse moraine, amoncellement de roches de l'époque glaciaire.

Puis, en s'éloignant de plus en plus :

La Fontaine Stanislas, où conduit une charmante allée sous bois dans le prolongement de l'allée principale du Parc et où l'on trouve un restaurant.

La Pierre Carraude, à laquelle se rattachent, d'après les archéologues, des souvenirs druidiques, se trouve dans la jolie *vallée de l'Eaugronne*, sur le flanc droit de la montagne, dans la direction d'Aillevillers.

La Fontaine du Renard, à 1 kilomètre en amont de la Promenade des Dames, dans la direction et sur le versant gauche de la route de Remiremont.

Cliché Aug. Desjacquot.

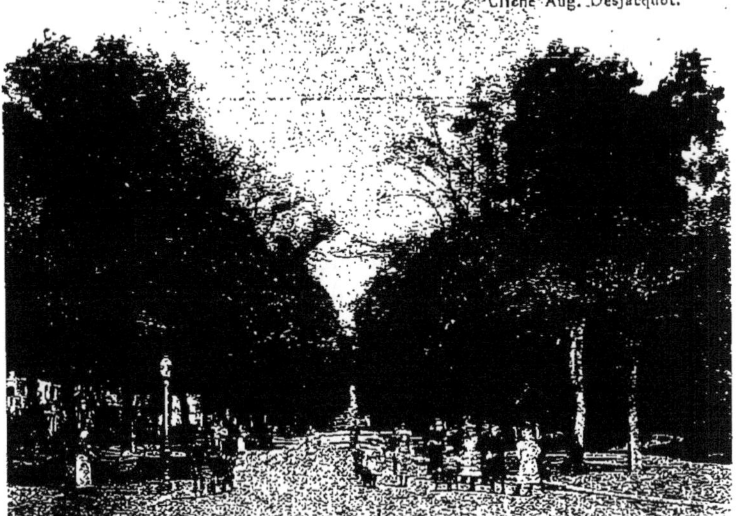

Promenade des Dames.

Le Moulin Joly, par la Promenade des Dames, le chemin des Scieries, le long du ruisseau pittoresque de Saint-Antoine.

Les Etangs du Moineau et Adelphe.

A 3 kilomètres, RUAUX, village coquettement situé sur le plateau qui, au Nord, sépare Plombières de la Vallée des Forges et, dominant celle-ci, les vestiges du *Château des Fées* datant, selon les uns, de l'époque gallo-romaine, ne remontant, d'après les autres, qu'au XIIe siècle, époque à laquelle Simon, duc de

Lorraine, en aurait interrompu la construction sur la réclamation des Dames de Remiremont.

La Vallée des Forges, avec ses nombreux établissements métallurgiques qui lui donnent son nom, parmi lesquels ceux du *Blanc-Murger* et de *Sémouse* appartenant à M. de Pruines, président de la Compagnie Fermière des Thermes de Plombières, dont on peut admirer le château et la jolie propriété.

En amont, la Cascade du Gué-du-Saut.

Le village de BELLEFONTAINE, qui ferme la Vallée des Forges.

Le Belvédère de l'Hôtel Enfoncé, sur la route du Val-d'Ajol, d'une hauteur de 15 mètres, où l'on découvre le plateau de Langres, les plaines de la Haute-Saône, la Motte de Vesoul, les montagnes du Doubs, du Jura et de la Suisse.

LA FEUILLÉE DOROTHÉE, à une lieue de Plombières, d'où l'on jouit d'un des plus beaux panoramas des Vosges, sur la vallée du Val-d'Ajol, et qui est une des promenades favorites des baigneurs ; on y trouve un hôtel confortable avec restaurant et terrasses

La Feuillée nouvelle à une petite distance de la précédente.

Le VAL-D'AJOL, avec ses nombreuses usines.

La Vallée des Roches, avec ses sombres forêts de sapins et son limpide ruisseau, la Combeauté ; la Cascade de Faymont et celle du Géhard ; le magnifique cirque de montagnes au fond duquel se trouve l'ancienne Abbaye d'Hérival ; la Croisette et la Beuille.

REMIREMONT, surnommée par Napoléon III la *coquette des Vosges*, au pied du Saint-Mont et de sa forteresse du Parmont, avec son ancien palais abbatial des Dames du chapitre, son église du milieu du XVIIIe siècle, son joli panorama du Calvaire.

Puis, plus loin, les Hautes-Vosges, le Ballon d'Alsace, Bussang, Vagney, Cornimont, La

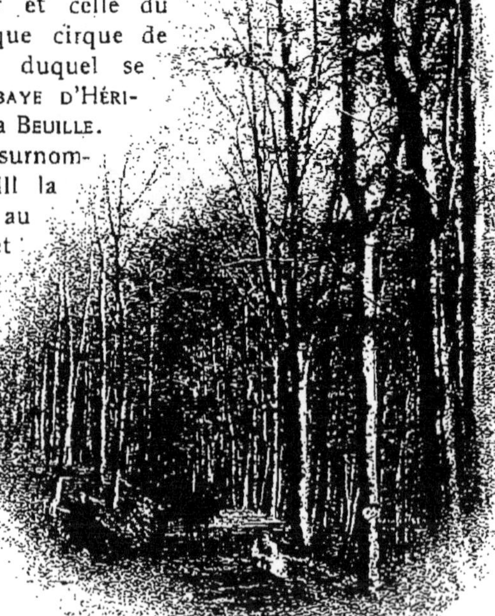

Cliché Duroch.

Chemin de la Fontaine Stanislas sous bois.

Bresse, le Lac des Corbeaux, Gérardmer et ses lacs, la Schlucht et le Honeck.

Dans d'autres directions enfin : Epinal, Bains-les-Bains (près de Bains, belvédère de Noirmont, point de vue remarquable), Luxeuil, Saint-Loup, Fougerolles, etc., etc.

ENTREPRISES de CHEVAUX et VOITURES

Duval ; Deschaseaux (Hôtel de la Paix) ; Faivre.
Service d'Excursions : Duval, Deschaseaux.
Services spéciaux pour les Feuillées : Duval, Balandier.

Service de Remiremont à Plombières

Service par Voitures : Bureau à Plombières, chez M. Duval, place de l'Église.

Services par Automobiles : Bureau à Plombières, chez M. H. Résal, 11, rue Stanislas

(Consulter les horaires spéciaux).

Cl. Desjacquot — Cl. Kastener. — Cl. Kastener.

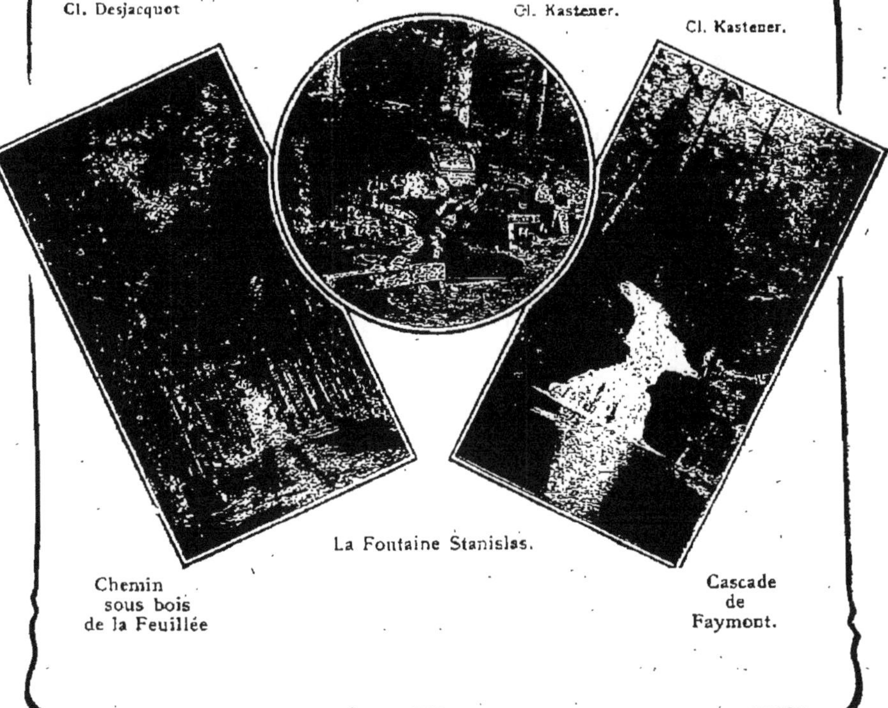

Chemin sous bois de la Feuillée — La Fontaine Stanislas. — Cascade de Faymont.

RENSEIGNEMENTS DIVERS

HOTELS.

Grands Hôtels des Thermes (appartenant à la Cie des Thermes).
Propriétaire : M. C. Carolet, propriétaire de l'hôtel West-End, à Nice.

Ces hôtels, de premier ordre, sont les seuls en communication avec les Établissements de Bains d'eau thermale. (Tables de régime, ascenseurs, lumière électrique, téléphone, garage pour automobiles),

Hôtel des Bains. — Hôtel Métropole — Nouvel Hôtel
Hôtel de l'Ours — Hôtel de la Paix — Hôtel des Sources
Hôtel Stanislas — Hôtel de la Tête d'Or

Nombreuses VILLAS & MAISONS MEUBLÉES des plus confortables

A PLOMBIÈRES, la presque totalité des Maisons reçoit des Étrangers pendant la Saison.

L'AGENCE DE LOCATION PAUL DUROCH, rue Liétard, près du Casino, fournit gratuitement tous les renseignements nécessaires pour faire choix des appartements meublés, hôtels et villas.

MÉDECINS CONSULTANTS.

MM. les Docteurs :

BOTTENTUIT, ✱, C ✠ en sa villa		1 h. 1/2	à 4 h.
FAYSELER, ✪, place de l'Église		1 h.	à 4 h.
DE LANGENHAGEN, O. I. ✪	m.	10 h.	à 11 h. 1/2
Maison Colas-Reddet	s.	1 h.	à 4 h.
BERNARD, ✪ en sa villa		1 h.	à 3 h.
BROCCHI, villa Moccand		1 h.	à 3 h.
JACQUOT, villa Régine		1 h.	à 3 h.
FROUSSARD, ✪ en sa villa		1 h.	à 4 h.
PELTHIER, rue d'Epinal		1 h.	à 3 h.
HAMAIDE ✪, ✠ en sa villa		1 h.	à 4 h.
GILLOT, en sa villa		1 h.	à 3 h.
DE THIERRY, O. I. ✪, villa Hérisé, 12, rue Stanislas		1 h.	à 4 h.
HAGEN ✱, O. I. ✪, ✠ ✠ ✠		1 h.	à 4 h.
GIRAL, place de l'Église, 5		1 h.	à 4 h.

PHARMACIE : MM. Rehn et Janot, rue Stanislas.

HOPITAL : Hospice Civil et Militaire, rue Grillot.

GARDES-MALADES : L'Hospice met à la disposition des Étrangers des Sœurs gardes-malades.

POSTES, TÉLÉGRAPHES & TÉLÉPHONES.

Service d'Été

Ouverture du bureau : de 7 heures du matin à 9 heures du soir.

Distribution des Courriers

7 h. 1/2 et 10 h. 15 du matin ; 3 h. 30 et 7 heures du soir.

SERVICE RELIGIEUX.

Église paroissiale. — Messes du Dimanche : 6 h., 8 heures, 9 h. 1/2 (grand'messe) et 11 h. 1/2.

Culte Protestant. — Les Dimanches désignés.

Voies d'accès

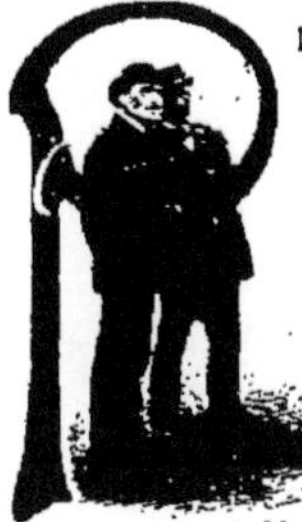

LOMBIÈRES, réseau de l'Est, station terminus d'un court embranchement (11 kilom.) partant d'Aillevillers où se concentrent les diverses directions suivantes :

De Paris, par la ligne de Belfort, que l'on quitte à Port-d'Atelier, pour gagner Aillevillers et Plombières ; train rapide du 1er juin au 20 septembre, 1re et 2e classes avec wagon-restaurant. Trajet direct en 6 heures sans transbordement. Voitures directes dans les trains express de nuit.

Prix des places : 1re classe, 45,10 ; 2e classe, 30,50 ; 3e classe, 19,90.

Du Nord de la France et de l'Angleterre, par des trains express de Calais à Bâle, les uns passant par Chaumont, les autres par Nancy et Epinal. Trajet de Londres en 16 heures.

De la Belgique, par diverses voies, soit Arlon, Longwy, Nancy ; soit Luxembourg, Longuyon, Nancy ; soit Namur, Givet, Longuyon, Nancy. Trajet de Bruxelles en 12 heures. Voiture directe entre Nancy et Bruxelles.

De la Suisse, par des trains reliant Bâle à Calais, jusqu'à Aillevillers, ou par Delle et Belfort

Du Midi, Marseille et le littoral, par Lyon jusqu'à Dijon.

De Lyon et de Dijon, par Is-sur-Tille, Chalindrey, Port-d'Atelier, Aillevillers.

Ou *de Lyon*, par Bourg, Besançon, Belfort, Lure.

De Saint-Pétersbourg, Moscou ou Varsovie, par Berlin, Francfort, Strasbourg, Avricourt et Épinal.

Ou par Vienne, Münich, Strasbourg, Avricourt et Épinal.

De Constantinople, Bucarest, Vienne par Münich Strasbourg, Avricourt et Épinal.

On trouve à la descente du train, à la gare, des voitures et des omnibus.

LA **GARE DE PLOMBIÈRES** est desservie tous les jours par sept trains montants et sept trains descendants.

(Voir l'Indicateur pour les différentes directions).

Pour tous renseignements

envois de Notices et Guides

S'adresser :

A **Plombières** : A l'Administration de la Compagnie des Thermes (Téléphone n° 17).

A **Paris** : A la maison Henry Boise, 31, boulevard des Italiens.

A **Nice** ; A M. L. Andrau, 2, avenue des Phocéens.

A **Biarritz** : A M. Taupin, pharmacien.

Papier, Gravure et Impression
L. GEISLER, aux CHATELLES,
par Raon-l'Étape (Vosges).

www.ingramcontent.com/pod-product-compliance
Ingram Content Group UK Ltd.
Pitfield, Milton Keynes, MK11 3LW, UK
UKHW020403250726
13967UKWH00005B/2448